DE LA
RÉGÉNÉRATION DES OS
PAR LE PÉRIOSTE

PAR

LE Dr J. MARMY

MÉDECIN PRINCIPAL DE L'ARMÉE
MÉDECIN EN CHEF DE L'HÔPITAL MILITAIRE DES COLLINETTES (LYON) ETC.

———

Ouvrage récompensé par l'Académie impériale de médecine et publié dans le t. XXVII
de ses Mémoires. Paris 1866.

———

Compte rendu de M. le docteur **EISSEN**, rédacteur en chef de la
Gazette médicale de Strasbourg (numéro de décembre 1866).

STRASBOURG

TYPOGRAPHIE DE G. SILBERMANN.

1867.

DE LA

RÉGÉNÉRATION DES OS

PAR LE PÉRIOSTE.

Les lecteurs de la *Gazette médicale de Strasbourg* connaissent les beaux travaux de M. Marmy, de Lyon, sur la régénération des os. M. le professeur Sédillot en a fait l'objet de nombreuses communications à notre Société de médecine, où il a présenté la remarquable collection des pièces pathologiques résultant des expériences si multipliées et si complètes de ce savant confrère.

L'Académie de médecine, appelée à les juger à son tour, les a déclarées dignes de son assentiment et de ses récompenses, et en a voté la publication dans la collection de ses mémoires.

Nous venons d'en prendre lecture, et nous en rendons compte avec d'autant plus de plaisir, que nous y retrouvons la plupart des opinions que nous avons déjà eu l'occasion d'exposer et de défendre dans ce journal.

Après avoir étudié, dans un chapitre très-complet et très-exact, l'anatomie, la physiologie et la pathologie du périoste, et avoir passé en revue les phénomènes de la consolidation des fractures, le rôle du périoste conservé à l'extrémité des os amputés, celui de la membrane médullaire, comme périoste interne, la carie, la nécrose, la tuberculisation, dans leurs rapports avec le périoste, M. Marmy arrive à la principale question de ses recherches : *Du périoste comme agent principal de la régénération des os.*

Dès ses premières pages, M. Marmy pose nettement le problème, dont la solution, aujourd'hui acquise, a excité si vivement la curiosité et l'attention des chirurgiens.

« La Société de chirurgie de Paris, dans ses séances des « 8, 15 et 22 avril 1863, a soumis à une discussion très-« étendue le rôle du périoste dans la reproduction osseuse. « Personne n'ignore le bruit qui s'est fait autour de cette « question : qu'on nous présente un malade chez lequel on « ait enlevé, en conservant le périoste, une portion d'os « sain et chez qui la reproduction se soit effectuée intégrale-« ment, a dit M. Hugier, et nous serons convaincus (séance « du 15 avril 1865). M. Giraldès répond que ces conditions « sont impossibles. »

Selon M. Broca (séance de la Société de chirurgie du 8 avril 1863) : « Les expériences de Duhamel et de Troja « n'ont rien laissé à faire à leurs successeurs, tellement « elles étaient complètes. Un seul fait a pu être ajouté à « ceux révélés par ces travaux, et nous le devons à M. Ollier, « qui a prouvé qu'un lambeau de périoste pris sur le tibia « d'un lapin, et implanté dans un point quelconque, conti-« nuait à fournir du tissu osseux. »

M. Marmy a répété ces expériences de M. Ollier, et il a reconnu que *sur les lapins* ces ossifications ne sont que *temporaires;* qu'elles manquent habituellement sur le chien ou sont transitoires, et aux faits de prétendus succès sur l'homme il répond par la négative (p. 426).

Pour mieux apprécier la valeur chirurgicale des résections sous-périostées et sous-capsulo périostées, ainsi nommées par M. Larghi, de Verceil; celle des greffes périostiques de M. Ollier et l'importance de la méthode de l'évidement des os de M. le professeur Sédillot, M. Marmy a exécuté de longues séries d'expériences, dont voici les résultats :

« 1° Le périoste est une des sources de la régénération « des os, et cette opinion est généralement acceptée. Nous

« ne disons pas qu'il vaut mieux, pour la régénération os-
« seuse, enlever le périoste que de le laisser en place ; nous
« disons qu'il faut suivre le précepte général des résections,
« qui recommande de conserver autant que possible toutes
« les parties saines. Si, pour obtenir la séparation du pé-
« rioste, il faut une dissection pénible, nécessitant un trau-
« matisme plus ou moins violent de cette membrane, au
« lieu de trouver un adjuvant dans la présence du périoste
« au milieu d'une plaie, nous n'y trouvons qu'une cause
« d'inflammation et de suppuration, conditions défavorables
« à la régénération osseuse (p. 473).

« 2° Bien que la méthode de l'évidement de M. le profes-
« seur Sédillot trouve sa raison d'être dans les enseigne-
« ments fournis par la clinique et un grand nombre de suc-
« cès déjà enregistrés dans la science, nous avons pensé
« qu'il ne serait pas sans intérêt d'examiner les résultats de
« l'évidement appliqué aux os sains, dans les mêmes condi-
« tions que celles de nos expériences sur les résections
« sous-périostées. C'est pour obéir à cette pensée que nous
« avons, sur trois chiens, enlevé une grande partie de la
« diaphyse des tibias, en n'intéressant que la moitié des
« diaphyses. Nous avons détruit complétement le canal mé-
« dullaire et la moelle, réduisant, chez un de nos sujets,
« l'épaisseur du tissu compact restant à une lame aussi
« tenue que possible, eu égard au maintien de la continuité
« de l'os.

« Chez tous ces animaux, la restauration de l'os s'est
« opérée, à tous les âges, avec une si grande perfection et
« une telle rapidité qu'il nous a paru inutile de répéter ces
« expériences un plus grand nombre de fois.

« L'évidement est une application chirurgicale très-heu-
« reuse des données physiologiques qui ont mis en lumière
« les propriétés ostéogéniques du périoste. Cette méthode
« permet de ménager toutes les sources de régénération

« osseuse, surfaces osseuses sectionnées et périoste laissé
« en rapport normal avec l'os, dans tous les points où cette
« membrane et l'os sont à l'état normal. L'examen des trois
« pièces pathologiques que nous produisons peut faire ap-
« précier les ressources précieuses que l'évidement fournit
« à la chirurgie humaine » (p. 477).

M. Marmy s'est longuement occupé des productions osseuses par des lambeaux de périoste détachés d'un os, au-
quel ils restent adhérents par un pédicule et transplantés au
milieu des tissus mous voisins, et que M. Broca considérait
comme un grand progrès. Les expériences tentées sur des
chiens lui ont constamment donné des résultats négatifs.
« Cependant, dit il, nous avions combiné nos essais de ma-
« nière à obtenir des succès, si le succès était possible :
« lambeaux détachés du front, comprenant peau, tissu
« musculaire, tissu connectif et périoste repliés sur eux-
« mêmes de manière que la face profonde d'une moitié de
« lambeau fut en contact avec l'autre moitié, périoste
« contre périoste; réunion par première intention. Dans ces
« conditions si favorables à la production osseuse, nous n'a-
« vons rien obtenu. Toutes nos tentatives de reproduction
« osseuse, chez les chiens, par un lambeau détaché d'un
« os, y restant adhérent par un pédicule et transplanté
« dans les tissus voisins, ne nous ont fourni *aucun exemple*
« *de succès même ébauché.* Nous sommes donc autorisés à dire
« que l'ostéoplastie périostique, même par un lambeau adhé-
« rent, n'offre aucun espoir de succès. Les tentatives du
« même genre pratiquées dans la chirurgie humaine n'ont
« eu également que des résultats négatifs » (p. 481).

Il semble inutile après de pareilles déclarations d'étudier
la régénération osseuse par des lambeaux de périoste détachés entièrement d'un os et transplantés sous la peau , dans
un point quelconque de l'organisme d'un animal. M. Marmy
ne s'est pas néanmoins découragé et il a répété sur des la-

pins, espèce la plus favorable aux régénérations osseuses, quelques expériences ; mais il n'a trouvé dans les points où le périoste avait été transplanté que du tissu de cicatrice sans production osseuse. M. Marmy a vu cependant la figure de la particule osseuse obtenue par M. Ollier dans de semblables conditions : « En admettant, remarque-t-il, que l'on « arrive à un résultat aussi heureux, nous nous demandons, « au point de vue chirurgical, à quoi pourrait servir cette « granulation. Évidemment ici il n'y a encore qu'un intérêt « physiologique, sans application chirurgicale possible, « même sur le lapin » (p. 481).

Comme M. le professeur Sédillot, M. Marmy a montré que l'espoir de reproduire les os par le périoste n'était pas une idée nouvelle. L'Académie de chirurgie s'était occupée, après les travaux de Duhamel, de la possibilité de leur application à la chirurgie, mais les insuccès y avaient fait renoncer. Un grand progrès pouvait être cependant encore accompli.

« L'esprit ingénieux et éminemment observateur de M. Sé- « dillot (lisons-nous dans le mémoire de M. Marmy) a tiré « des travaux anciens et modernes tout ce qui, dans l'état « actuel de la science et sur le sujet qui nous occupe, pou- « vait s'appliquer à la chirurgie chez l'homme. Il a créé la « méthode de l'évidement des os. Sans doute, avant M. Sé- « dillot, on a évidé des os ; mais personne avant ce savant « chirurgien n'avait formulé cette opération d'une manière « aussi précise ; personne n'avait dit scientifiquement sa « raison d'être. En un mot, avec les faits individuels épars « dans les auteurs anciens, M. Sédillot, s'élevant aux idées « générales, a créé une méthode opératoire dont il a tracé « les indications et les règles. Les études microscopiques « avaient démontré l'importance de la couche profonde du « périoste, dans la nutrition et dans la production du tissu « osseux. Il fallait sauvegarder les éléments reproducteurs

« de l'os. L'opération de l'évidement satisfait à cette indica-
« tion. Les surfaces osseuses saines sont une deuxième source
« de génération osseuse ; cette seconde source est ménagée
« aussi bien que l'intégrité des tissus môus ambiants. »

« *Quand même les travaux de M. Flourens n'auraient eu*
« *pour résultat que de provoquer la création de la méthode de*
« *l'évidement des os, ils auraient déjà, par cela même,* rendu
« un grand service à l'humanité » (p. 496).

De telles opinions hautement approuvées par l'Académie
de médecine répandent un jour éclatant sur des questions
que des faits mal observés ou mal interprétés avaient ren-
dues fort obscures, et expliquent comment M. Marmy, après
une impartiale et sévère discussion des résections sous-
périostées, a pu déclarer que : « dans le traitement de la
« nécrose ces opérations, loin de constituer un progrès, de-
« vaient être rejetées comme défavorables et dangereuses »
(p. 515).

Dans les autres maladies organiques des os, telles que la
carie, le tubercule etc., M. Marmy oppose comme méthodes
de traitement les résections sous-périostées à l'évidement,
et il n'a pas de peine à démontrer la supériorité de cette
dernière.

« Les avantages de l'évidement, dit-il, sont : 1° de n'en-
« lever que les parties malades; 2° de ménager, en vue de la
« régénération osseuse, toutes les sources de reproduction,
« les surfaces saines d'abord, et ensuite la couche profonde
« du périoste, dont les cellules ossifiables restent intactes
« et en rapport physiologique avec la couche osseuse super-
« ficielle. Aussi mince que puisse être cette couche osseuse,
« elle suffit pour protéger les cellules plastiques qui doivent
« concourir à la régénération osseuse; c'est là une applica-
« tion très-heureuse des travaux de M. Flourens.

« De plus, les attaches musculaires, tendineuses, aponé-
« vrotiques, sont conservées ce qui ne saurait avoir lieu

« par les résections sous-périostées. L'os se reproduit avec
« sa forme, sa longueur et ses rapports, résultats que l'on
« demanderait en vain à la méthode sous-périostée.

« Les indications à l'opération de l'évidement sont nom-
« breuses ; nous trouvons les ostéites aiguës et chroniques,
« les ostéites suppurées entretenues par la présence de pe-
« tits séquestres, ou consécutives à l'extraction ou à l'éli-
« mination de ces corps étrangers ; les ramollissements
« graisseux avec suppuration du tissu spongieux de l'os ;
« les caries profondes, les tubercules des os, les enchon-
« drômes bornés à une partie de la longueur des os. L'opé-
« ration elle-même est d'une innocuité parfaite.

« Les hémorrhagies, lorsqu'elles se présentent, sont faci-
« lement arrêtées ; quant aux accidents consécutifs, on ar-
« rive à les conjurer en suivant les règles de pansement
« tracées par l'éminent professeur de Strasbourg. Si main-
« tenant nous demandons à l'expérience clinique de se pro-
« noncer sur la valeur de la méthode de l'évidement, nous
« trouvons déjà enregistrés des exemples de succès assez
« nombreux chez l'homme pour assurer l'avenir scientifique
« de cette opération. A Strasbourg MM. les professeurs Sé-
« dillot, Rigaud, Herrgott, E. Bœckel ; à Lyon M. le pro-
« fesseur Desgranges, ont fourni à la science une série
« d'observations qui témoignent en faveur de l'évidement. »

« M. le docteur Ehrmann, aujourd'hui médecin en chef
« de l'armée française du Mexique, a eu recours, en Afrique,
« avec succès, à l'évidement pour des accidents consécutifs
« à une blessure du tibia par un coup de feu. Cette opéra-
« tion nous a permis à nous-même d'éviter une amputation
« de cuisse et une amputation partielle du pied.

« L'évidement conserve aux os leur forme, leurs dimen-
« sions, leurs rapports ; laisse le périoste intact, n'en altère
« pas l'organisation, et, bien loin d'en diminuer les propriétés
« ostéogéniques, les provoque et les accroît. Les parties

« affectées sont seules enlevées,. même dans les points fort
« éloignés de la plaie extérieure, comme dans le cas où
« nous avons excavé les condyles du fémur et ʼdu tibia sans
« en entamer la circonférence, et l'on n'est pas exposé à
« commettre l'affreux contre-sens ʻde sacrifier les portions
« déjà régénérées des os dont on poursuit la reproduction.
« Cette opération est d'une innocuité remarquable, les faits
« publiés par M. Sédillot l'attestent, elle offre des résultats
« que l'on chercherait en vain dans d'autres moyens. Nous
« avons pratiqué l'évidement de la portion condylienne d'un
« tibia pour un cas de tubercule osseux ; la cavité creusée
« pouvait recevoir un gros œuf de poule, et la guérison a
« été facilement obtenue.

« Si l'innocuité des opérations d'évidement avait besoin
« d'être prouvée aussi bien que la force régénératrice de
« l'os évidé, nous pourrions invoquer nos expériences sur
« les chiens, où nous avons évidé des tibias dans les deux
« tiers de leur longueur, réduisant ces os à une lame ex-·
« cessivement mince. Deux mois après, sauf des modifi-
« cations dans les dimensions du canal médullaire, l'os était
« reproduit aussi complétement qu'à l'état normal. Nos pièces
« anatomo-pathologiques et nos expériences prouvent en-
« core que la destruction complète de la membrane médul-
« laire n'empêche pas la régénération osseuse.

« L'évidement est donc une opération chirurgicale qui
« trouve sa raison d'être : 1° dans l'enseignement clinique ;
« 2° dans les données physiologiques expérimentales. La lé-
« sion curative s'arrête aux limites posées par la maladie, et
« toutes les sources de la régénération osseuse sont ména-
« gées. »

L'opinion de M. le docteur Marmy, fondée sur une longue
série d'expériences comparatives, a une valeur incontes-
table et décisive. Cette opinion a toûjours été la nôtre, nous
l'avons plusieurs fois défendue ici et nous sommes heureux

de voir une aussi complète justice rendue à M. le professeur Sédillot et à l'école de Strasbourg. On nous pardonnera d'avoir tant emprunté au savant mémoire de M. Marmy, que ses expériences et l'approbation de l'Académie de médecine plaçaient en première ligne, et nous terminerons par une dernière citation.

« La méthode de l'évidement de M. Sédillot nous paraît « être le seul fait chirurgical qui restera dans la science. « Quant aux autres aspirations chirurgicales, écho d'un passé « déjà bien éloigné, elles nous paraissent manquer complé- « tement de base et ne peuvent servir qu'à égarer la science « dans des sentiers stériles. Nous ne pensons pas, au point « de vue chirurgical et humanitaire, qu'un praticien trouve « dans les faits antérieurs, de quelque nature qu'ils soient, « un encouragement suffisant pour appliquer chez l'homme « les résections sous-périostées, encore moins les greffes « périostiques » (p. 549).

Ce jugement sera celui de l'avenir, et si nous louons particulièrement M. Sédillot d'avoir été le premier à le prononcer et de n'avoir rien négligé pour épargner à la chirurgie de fâcheuses et regrettables illusions, et d'avoir fondé une méthode nouvelle et précieuse, nous devons rendre justice à notre habile et persévérant confrère M. le docteur Marmy, dont les travaux ont mis hors de doute des faits encore controversés et ont ainsi contribué au triomphe définitif de la vérité. Les expériences de M. Marmy ont montré que les os se reproduisaient avec ou sans périoste, et que la conservation de cette membrane détachée des parties subjacentes était plus dangereuse qu'utile. Elles ont en outre péremptoirement établi que l'ostéoplastie périostique était une chimère, et ont ainsi rendu un véritable service à l'humanité et à la science.